Guida Definitiva alla Dieta Chetogenica

Il Libro Di Cucina Pratico Per Perdere Peso
Senza Rinunciare Ai Tuoi Piatti Preferiti

Amanda Brooks
Carlotta Giuliani

Indice

FRULLATI E RICETTE PER LA COLAZIONE

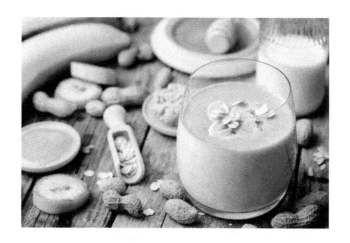

Cupcake al cioccolato chia

- 1,25 tazza Farina di mandorle1/4 tazza Cacao in polvere non zuccherato
- 1,5 cucchiaino lievito in polvere
- 1/4 cucchiaino sale
- 1/2 tazza Erythritol
- 1/3 tazza Latte
- 2 grandi uova intere
- 1 cucchiaino estratto di vaniglia
- 1/2 tazza Burro
- 1/2 tazza gocce di cioccolato senza zucchero
- 2 cucchiai di semi di chia
-

Indicazioni:

1. Preriscaldare il forno a 350F.

2. Sbattere insieme farina di mandorle, cacao in polvere, lievito e sale in una ciotola.

3. Sbattere uova, burro, vaniglia ed eritolo in una ciotola separata. Mescolare gradualmente il latte.

4. Mescolare la miscela umida negli ingredienti secchi.

5. Piegare le gocce di cioccolato e i semi di chia.

6. Rivestire una padella di muffin a 6 fori con spray antiaderente.

7. Dividere la pastella nella padella e cuocere per 25 minuti.

Tempo di preparazione: 10 minuti

Tempo di cottura: 25 porzioni   min:6

valori nutrizionali:

- Grasso: 23 g.
- Proteine: 8 g.
- Carboidrati: 8 g.

Pane al formaggio
Cheto

ingredienti:

- 1 tazza Farina di mandorle
- 1 cucchiaino lievito in polvere
- 1/4 cucchiaino sale
- 1/3 tazza Latte
- 2 grandi uova intere
- 1/3 tazza Crema di Formaggio, ammorbidito
- 1/2 tazza parmigiano grattugiato

Tempo di preparazione: 10

minuti Tempo di cottura:

25 minuti Porzioni:6

Valori nutrizionali:

- Grasso: 16 g.
- Proteine: 9 g.
- Carboidrati: 6 g.

Indicazioni:

1. Preriscaldare il forno a 350F.

2. Sbattere insieme farina di mandorle, lievito e sale in una ciotola.

3. Sbattere uova e crema di formaggio in una ciotola separata. Mescolare gradualmente il latte.

4. Mescolare la miscela umida negli ingredienti secchi.

5. Piegare nel parmigiano grattugiato.

6. Rivestire una latta di muffin a 6 fori con spray antiaderente.

7. Dividere la pastella nella padella e cuocere per 25 minuti.

Cupcake mango-cayenne

Tempo di preparazione: 10 minuti Tempo di cottura:

25 minuti Porzioni:6

Valori nutrizionali:

Grasso: 25 g.

Proteine: 8 g.

Carboidrati: 7 g.

ingredienti:

- 1 tazza Farina di mandorle
- 1/2 tazza Farina di cocco
- 1 cucchiaio di farina di lino
- 1/2 cucchiaino Cayenne
- 1 cucchiaino lievito in polvere
- 1/4 cucchiaino sale
- 1/2 tazza Erythritol
- 1/3 tazza Latte
- 2 grandi uova intere
- 1/2 tazza gelatina di mango senza zucchero
- 1/2 tazza Burro, ammorbidito

Indicazioni:

1. Preriscaldare il forno a 350F.

2. Sbattere insieme farina di mandorle, farina di cocco, lievito in polvere, farina di lino, cayenne e sale in una ciotola.

3. Sbattere uova, gelatina di mango, burro ed eritolo in una ciotola separata. Mescolare gradualmente il latte.

4. Mescolare la miscela umida negli ingredienti secchi.

5. Rivestire una padella di muffin a 6 fori con spray antiaderente.

6. Dividere la pastella nella padella e cuocere per 25 minuti.

Keto Ciabatta

<u>ingredienti:</u>

- 1 tazza Farina di mandorle

<u>Tempo di preparazione: 1 ora</u>

<u>Tempo di cottura: 30</u>   <u>minuti</u>

<u>Porzioni:8 Valori nutrizionali:</u>

- Grasso: 11 g.

- Proteine: 3 g.

- Carboidrati: 4 g.

- 1/4 tazza Polvere buccia di psillio

- 1/2 cucchiaino sale

- 1 cucchiaino lievito in polvere

- 3 cucchiai di olio d'oliva

- 1 cucchiaino sciroppo d'acero

- 1 cucchiaio di lievito secco attivo

- 1 tazza acqua calda

- 1 cucchiaio di rosmarino tritato

Indicazioni:

1. In una ciotola mescolare acqua tiepida, sciroppo d'acero e lievito. Lasciare per 10 minuti.

2. In una ciotola separata, sbattere insieme farina di mandorle, buccia di psillio in polvere, sale, rosmarino tritato e lievito in polvere.

3. Mescolare la miscela di olio d'oliva e lievito negli ingredienti secchi fino a formare un impasto liscio.

4. Impastare l'impasto fino a quando liscio.

5. Dividere l'impasto in 2 e modellare in panini.

6. Impostare entrambi i panini su una teglia foderata con pergamena. Lasciare lievitare per un'ora.

7. Cuocere in forno per 30 minuti a 380F.

1.

Muffin al cioccolato

Porzioni: 10 muffin

Porzioni: 10 muffin Valori nutrizionali: Calorie:

168.8,

Grassi totali: 13,2 g, Grassi saturi: 1,9 g, Carboidrati: 19,6 g,

Zuccheri: 0,7 g,

Proteine: 6,1 g

- ingredienti:
- 2 cucchiaino crema di tartaro
- 1/2 tazza Erythritol
- 1 cucchiaino cannella
- Olio di cocco, per ingrassare

Ingredienti umidi:

- Avocado medi da 2 once, pelati e desessati
- 4 Uova
- 15-20 gocce Stevia Drops
- 2 Cucchiaio da tavola latte di cocco

Ingredienti secchi:

- 1 tazza Farina di mandorle

- 1/3 tazza farina di cocco

- 1/2 tazza Cacao In Polvere

- 1 cucchiaino bicarbonato di sodio

Indicazioni:

1. Preriscaldare il forno a 350F / 175C. Ungere tazze di muffin con olio di cocco e allineare la lattina di muffin.

2. Aggiungere gli avocado al robot da cucina e pulsare fino a quando non sono lisci. Aggiungere gli ingredienti umidi, pulsare per combinare fino a ben incorporato.

3. Unire gli ingredienti secchi e aggiungere al processo alimentare e pulsare per unire e versare la pastella nella lattina di muffin.

4. Cuocere nel forno preriscaldato per circa 20-25 minuti.

5. Una volta croccante e cotto, togliere dal forno e lasciare raffreddare prima di servire.

Keto Mug Pane

Tempo di

preparazione: 2

minuti tempo di

cottura: 2 porzioni

min:1

Valori nutrizionali:

- Grasso: 37 g.
- Proteine: 15 g.
- Carboidrati: 8 g.

ingredienti:

- 1/3 tazza Farina di mandorle
- 1/2 cucchiaino lievito in polvere
  - 1/4 cucchiaino sale
  - 1 Uovo intero
  - 1 cucchiaio di burro fuso

Indicazioni:

1. Mescolare tutti gli ingredienti in una tazza sicura per microonde.

2. Microonde per 90 secondi.

3. Raffreddare per 2 minuti.

Panini keto blender

Tempo di preparazione: 5

minuti Tempo di cottura:

25 porzioni min:6

Valori nutrizionali:

- Grasso: 18 g.
- Proteine: 8 g.
- Carboidrati: 2 g.

ingredienti:

- 4 Uova intere
- 1/4 tazza Burro fuso
- 1/2 cucchiaino sale
- 1/2 tazza Farina di mandorle
- 1 cucchiaino Italian Spice Mix

Indicazioni:

1. Preriscaldare il forno a 425F.

2. Pulsare tutti gli ingredienti in un frullatore.

3. Dividere la pastella in una scatola di muffin a 6 fori.

4. Cuocere in forno per 25 minuti.

Cracker di segale

- 1 tazza di farina di segale
- 2/3 tazza crusca
- 2 cucchiaino lievito in polvere
- 3 cucchiai di olio vegetale
- 1 cucchiaino estratto di malto liquido
- 1 cucchiaino aceto di mele
- 1 tazza d'acqua
- Sale a piacere

Tempo di preparazione: 10 minuti

- Tempo di cottura: 15 minuti
- Porzioni: 10

Valori nutrizionali:

- Calorie 80
- Carboidrati totali 10,4 g
- Proteine 1,1 g
- Grasso totale 4,3 g

Indicazioni:

1. Unire la farina con crusca, lievito e sale.

2. Versare olio, aceto ed estratto di malto. Mescolare bene.

3. Impastare l'impasto, aggiungendo gradualmente l'acqua.

4. Dividere l'impasto in 2 parti e stenderlo con un mattarello dello spessore di circa 0,1 pollici.

5. Ritagliare (usando un coltello o un tagliatore di biscotti) i cracker di forma quadrata o rettangolare.

6. Allineare una teglia con carta pergamena e posizionare i cracker su di essa

7. Cuocere a 390 °F per 12-15 minuti.

Cracker con semi di lino

ingredienti:

- 2 cucchiai di semi di lino
- 1/3 tazza latte
- 2 cucchiai di olio di cocco
- 1 tazza di farina di cocco
- 1/2 cucchiaino lievito in polvere
- 1 cucchiaino eritolo

Tempo di preparazione: 20 minuti

Valori nutrizionali:

- Tempo di cottura: 20 minuti
- Porzioni: 10
- Calorie 104
- Carboidrati totali 10,8 g
- Proteine 3 g
- Grassi totali 5,9 g

Indicazioni:

1. Unire la farina con lievito, eritolo e semi di lino.

2. Aggiungere gradualmente latte e olio e impastare l'impasto.

3. Avvolgere l'impasto in un involucro di plastica e mettere in frigo per 15 minuti.

4. Dividere l'impasto in 2 parti e stenderlo con un mattarello dello spessore di circa 0,1 pollici.

5. Ritaglia i triangoli.

6. Allineare una teglia con carta pergamena e posizionare i cracker su di essa.

7. Cuocere a 390 °F per 20 minuti.

Braciole di maiale al forno succose e tenere

Tempo di preparazione: 10 minuti Tempo di cottura: 35 minuti Servire: 4

ingredienti:

- 4 braciole di maiale, disossate
- 2 cucchiai di olio d'oliva
- 1/2 cucchiaino condimento italiano
- 1/2 cucchiaino paprika
- 1/2 cucchiaino aglio in polvere
- 1/4 cucchiaino pepe
- 1/2 cucchiaino sale marino

Indicazioni:

1. Preriscaldare il forno a 375 F.
2. In una piccola ciotola, mescolare insieme aglio in polvere, paprika, condimento italiano, pepe e sale.
3. Spennellare le braciole di maiale con olio e strofinare con la miscela di aglio in polvere.
4. Mettere le braciole di maiale su una teglia e cuocere in forno preriscaldato per 30-35 minuti.

5. Servire e divertirsi.

Valore nutrizionale (importo per porzione):

Calorie 320

Grasso 27 g

Carboidrati 0,5 g

Zucchero 0,2 g

Proteine 18 g

Colesterolo 69 mg

RICETTE DI MAIALE, MANZO E AGNELLO

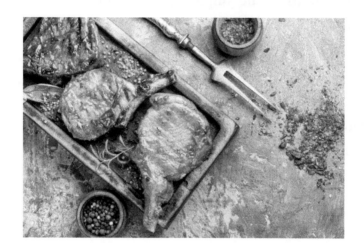

Bombe grasse
Cheto Burger

Serve: 10

Tempo di prepara-

zione: 30 minuti In-

gredienti

- 1/2 cucchiaino di aglio in polvere

- 1 sterlina di carne macinata

- Sale kosher e pepe nero, a piacere

- 1/4 (8 once)blocca il formaggio cheddar, tagliato in 20 pezzi

- 2 cucchiai di burro freddo, tagliati in 20 pezzi

Indicazioni stradali

1. Preriscaldare il forno a 3750F e ungere mini barattoli di muffin con spray da cucina.
2. Condire il manzo con aglio in polvere, sale kosher e pepe nero in una ciotola media.
3. Premere circa 1 cucchiaio di manzo in ogni latta di muffin, coprendo completamente il fondo.
4. Strato con piccolo pezzo di burro e aggiungere altri 1 cucchiaio di manzo.
5. Finire con un pezzo di formaggio in ogni tazza e premere il manzo rimanente.
6. Trasferire al forno e cuocere per circa 20 minuti.
7. Lasciare raffreddare leggermente e sbolbol piatti per servire caldo.

Quantità nutrizionale per porzione calorie 128

Grassi totali 7g 9%

Grassi saturi 3.7g 19%

Colesterolo 53mg 18%

Sodio 81mg 4%

Carboidrati totali 0,2 g 0%

Fibra alimentare 0g 0%

Zuccheri totali

0,1g Proteine

15,2g

Delizioso maiale

tritato

Tempo di preparazione: 10 minuti Tempo di cottura: 20 minuti

Servire: 3

ingredienti:

- 14 oz maiale tritato
- 1/4 tazza peperone verde, tritato
- 1/2 cipolla, tritata
- 2 cucchiai di acqua
- 1/4 cucchiaino cumino in polvere
- Ketchup da 3/4 tazza, senza zucchero
- 1/2 cucchiaio di olio d'oliva
- pepe
- sale

Indicazioni:

1. Scaldare l'olio in padella a fuoco medio.
2. Aggiungere pepe e cipolla e soffriggere fino ad ammorbidire.
3. Aggiungere carne, pepe, cumino in polvere e sale e cuocere fino a doratura.
4. Aggiungere acqua e ketchup e mescolare bene. Portare a ebollizione.

5.   Servire e divertirsi.

Valore nutrizionale (importo per porzione):

Calorie 275

Grasso 7 g

Carboidrati 14 g

Zucchero 13 g

Proteine 36 g

Colesterolo 95 mg

PASTI SENZA
CARNE

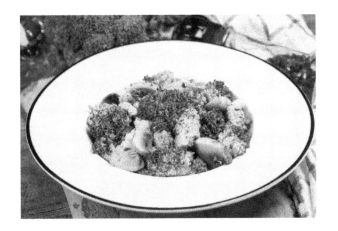

Spaghetti balsamici

alle zucchine

Tempo di preparazione: 10 minuti Tempo di cottura:
15 minuti Servire: 4

ingredienti:

- 4 zucchine, spiralizzate con un affettatrice
- 1 1/2 cucchiaio di aceto balsamico
- 1/4 tazza foglie di basilico fresco, tritate
- 4 palline di mozzarella, squartate
- 1 1/2 tazze pomodorini, dimezzati
- 2 cucchiai di olio d'oliva
- pepe
- sale

Indicazioni:

1. Aggiungere i noodles di zucchine in una ciotola e
   condire con pepe e sale. Mettere da parte per 10 minuti.
2. Aggiungere mozzarella, pomodori e basilico e
   snominare bene.
3. Versare con olio e aceto balsamico.
4. Servire e divertirsi.

Valore nutrizionale (importo per porzione):

Calorie 222

Grasso 15 g

Carboidrati 10 g

Zucchero 5,8 g

Proteine 9,5 g

Colesterolo 13 mg

ZUPPE, STUFATI E INSALATE

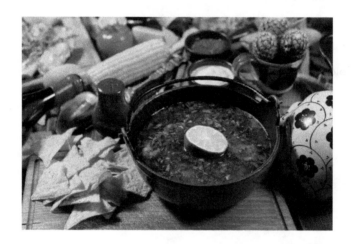

Zuppa cremosa di salsa di granchio

Tempo di preparazione: 10 minuti Tempo di cottura: 5 minuti

Servire: 8

ingredienti:

- 1 libbre di granchio
- 1 tazza di parmigiano grattugiato
- 2 3/4 tazza metà e metà
- 8 oz crema di formaggio
- 1 cucchiaio di condimento bae
- 1 cucchiaio di burro
- pepe
- sale

Indicazioni:

1. Sciogliere il burro in una casseruola a fuoco medio.

2. Aggiungere metà e metà e crema di formaggio e mescolare fino a quando cremoso.

3. Aggiungere il formaggio e mescolare fino a quando il formaggio non viene sciolto.

4. Aggiungere la carne di granchio e abbassare il fuoco e cuocere fino a quando la carne di granchio non viene riscaldata.

5. Servire e divertirsi.

Valore nutrizionale (importo per porzione):

Calorie 350

Grasso 27 g

Carboidrati 5 g

Zucchero 2 g

Proteine 20 g

Colesterolo 130 mg

Zuppa di avocado

Tempo di preparazione: 10 minuti Tempo di cottura:

10 minuti

Servire: 6

ingredienti:

- 2 avocado, sbucciati e snocciolato
- 1 tazza di panna pesante
- 2 cucchiai di sherry secco
- 2 tazze brodo vegetale
- 1/2 cucchiaino succo di limone fresco
- pepe
- sale

Indicazioni:

1. Aggiungere avocado, succo di limone, sherry e brodo al frullatore e frullare fino a quando liscio.
2. Versare il composto miscelato in una ciotola e mescolare in panna.
3. Condire con pepe e sale.
4. Servire e divertirsi.

Valore nutrizionale (importo per porzione):

Calorie 102

Carboidrati 1,9 g

Grasso 9,5 g

Zucchero 0,3 g

Proteine 2,4 g

Colesterolo 27 m

BRUNCH E CENA

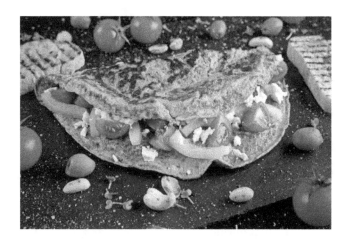

Frittata di formaggio

d'oliva

Tempo di preparazione: 10 minuti Tempo di cottura: 5 minuti
Servire: 4

ingredienti:

- 4 uova grandi
- 2 oz formaggio
- 12 olive, denocciolato
- 2 cucchiai di burro
- 2 cucchiai di olio d'oliva
- 1 cucchiaino erba di Provenza
- 1/2 cucchiaino sale

Indicazioni:

1. Aggiungere tutti gli ingredienti tranne il burro in una ciotola sbattere bene fino a quando non è schiumoso.
2. Sciogliere il burro in una padella a fuoco medio.
3. Versare la miscela di uova sulla padella calda e stendere uniformemente.
4. Coprire e cuocere per 3 minuti.
5. Girare la frittata dall'altra parte e cuocere per altri 2 minuti.

6. Servire e divertirsi.

Valore nutrizionale (importo per porzione):

Calorie 250

Grasso 23 g

Carboidrati 2 g

Zucchero 1 g

Proteine 10 g

Colesterolo 216 mg

RICETTE DI
FRUTTI DI
MARE E PESCE

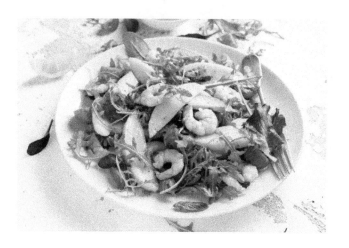

Gamberi burrosi

Tempo di preparazione: 5 minuti Tempo di
cottura: 15 minuti

Servire: 4

ingredienti:

- 1 1/2 libbre gamberetti
- 1 cucchiaio di condimento italiano
- 1 limone, affettato
- 1 bastone burro, fuso

Indicazioni:

1. Aggiungere tutti gli ingredienti nella grande ciotola
   e mescolare bene.
2. Trasferire la miscela di gamberetti sulla teglia.
3. Cuocere a 350 F per 15 minuti.
4. Servire e divertirsi.

Valore nutrizionale (importo per porzione):

Calorie 415

Grasso 26 g

Carboidrati 3 g

Zucchero 0,3 g

Proteine 39 g

Colesterolo 421 mg

DESSERT E BEVANDE

Choco Frosty

Tempo di preparazione: 5 minuti Tempo di
cottura: 5 minuti

Servire: 4

ingredienti:

- 1 cucchiaino vaniglia
- 8 gocce di stevia liquida
- 2 cucchiai di cacao non zuccherato in polvere
- 1 cucchiaio di burro di mandorle
- 1 tazza di panna pesante

Indicazioni:

1. Aggiungere tutti gli ingredienti nella ciotola e battere con frullatore ad immersione
   fino a formare picchi morbidi.
2. Mettere in frigorifero per 30 minuti.
3. Aggiungere la miscela gelida nel sacchetto di tubazioni e nel tubo nei bicchieri da portata.
4. Servire e divertirsi.

Valore nutrizionale (importo per porzione):

Calorie 240

Grasso 25 g

Carboidrati 4 g

Zucchero 3 g

Proteine 3 g

Colesterolo 43 mg

ANTIPASTI E DESSERT

Spinaci cremati a basso contenuto di carboidrati di formaggio

Serve: 8

Tempo di prepara-

zione: 25 minuti In-

gredienti

- 2 confezioni di spinaci tritati congelati, scongelati

- 3 cucchiai di burro

- 6 once di crema di formaggio

- Cipolla in polvere, sale e pepe nero

- 1/2 tazza parmigiano, indica-

zioni grattugiate

1. Mescolare 2 cucchiai di burro con crema di formaggio, parmigiano, sale e pepe nero in una ciotola.
2. Scaldare il resto del burro a fuoco medio in una piccola padella e aggiungere la polvere di cipolla.
3. Soffriggere per circa 1 minuto e aggiungere spinaci.
4. Coprire e cuocere a fuoco basso per circa 5 minuti.

5. Mescolare il composto di formaggio e cuocere
    per circa 3 minuti.
6. Piatto in una ciotola e servire
caldo. Importo nutrizionale per porzione

Calorie 141

Carboidrati totali 3.5g 1%

Grassi totali 12,8 g
16% Grassi saturi 8g
40%

Fibra alimentare 1,6g 6%
Zuccheri totali 0,5g

Proteine 4.8g

Colesterolo 37mg 12%

Sodio 182mg 8%

Involtini di tonno piccante

Serve: 2

Tempo di preparazione:

15 minuti Ingredienti

- 1 sacchetto StarKist seleziona E.V.O.O. Tonno Pinna Gialla Pescato Selvatico

- 1 cetriolo medio, affettato sottilmente longitudinalmente

- 1 cucchiaino di salsa piccante

- 2 fette di avocado, a dadini

- Cayenna, sale e pepe nero Indi-

cazioni

1. Mescolare il tonno con salsa piccante, caienna, sale e pepe nero in una ciotola fino a quando non viene combinato.
2. Mettere la miscela di tonno sulle fette di cetriolo e finire con avocado.
3. Arrotolare il cetriolo e fissare con 2 stuzzicadenti da servire.

Importo nutrizionale per porzione

Calorie 139 Grassi

totali 6,5g 8%

Grassi saturi 1,2 g 6%

Colesterolo 22mg 7%

Sodio 86mg 4%

Carboidrati totali 8.4g 3% Fibra alimentare 2.9g 10%

Totale zuccheri 2.8

Frittelle di broccoli con formaggio Cheddar

Serve: 4

Tempo di preparazione: 20 minuti

ingredienti

- 1 tazza di formaggio cheddar, triturato
- 8 once di broccoli, tritati, cotti al vapore e drenato
- 2 uova grandi, sbattute
- 1 cucchiaio di olio di avocado
- 2 cucchiai di fibra d'avena

Indicazioni

1. Mescolare i broccoli con formaggio cheddar, uova e fibra d'avena in una ciotola.

2. Scaldare l'olio di avocado a fuoco medio in una padella antiaerea e aggiungere la miscela di broccoli in piccoli pezzi.

3. Cuocere per circa 5 minuti su entrambi i lati fino a doratura e piatto su un piatto da servire.

Importo nutrizionale per porzione

Calorie 178

Grasso totale 12.6g 16% Grassi saturi 6.8g 34%

Colesterolo 123mg 41%

Sodio 236mg 10%

Carboidrati totali 5.3g 2% Fibra alimentare 2g 7%

Zuccheri totali 1,4g Proteine 12,1g

Jicama Fries

Serve: 2

Tempo di preparazione: 20 minuti Ingredienti

- 2 cucchiai di olio di avocado

- 1 Jicama, tagliato a patatine fritte

- 1 cucchiaio di aglio in polvere

- 1/2 tazza parmigiano grattugiato

- Sale e pepe nero, a piacere In-

dicazioni

2. Preriscaldare la friggitrice Air a 4000F e ungere il cestello della friggitrice.
3. Far bollire le patatine jicama per circa 10 minuti e scolarle bene.
4. Mescolare le patatine jicama con aglio in polvere, sale e pepe nero in una ciotola.
5. Mettere nel cesto della friggitrice e cuocere per circa 10 minuti.
6. Piatto su un piatto e servire caldo.

RICETTE DI MAIALE E MANZO

Curry di manzo

burroso

Serve: 2

Tempo di preparazione: 30 minuti

ingredienti

- 1/2 tazza burro

- 1/2 libbra erba nutrita manzo

- 1/2 libbra di cipolle

- Sale e peperoncino rosso in polvere, a piacere

- 1/2 libbra di sedano, tritato

Indicazioni

1. Mettere un po 'd'acqua in una pentola a pressione e aggiungere tutti gli ingredienti.

2. Bloccare il coperchio e cuocere ad alta pressione per circa 15 minuti.

3. Rilasciare naturalmente la pressione e sbolbollere il curry in una ciotola da servire.

Importo nutrizionale per porzione

Calorie 450

Grasso totale 38.4g 49% Grassi saturi 22.5g 113%

Colesterolo 132mg 44%

Sodio 340mg 15%

Carboidrati totali 9,8g 4% Fibra alimentare 3,1g

11% Zuccheri totali 4,3g

Proteine 17.2g

RICETTE DI PESCE

Salmone al burro

toscano

Serve: 4

Tempo di preparazione: 35 minuti

ingredienti

- 4 filetti di salmone, accarezzati asciutti con tovaglioli di carta
- 3 cucchiai di burro
- 3/4 tazza panna pesante
- Sale kosher e pepe nero
- 2 tazze spinaci per bambini

Indicazioni

1. Condire il salmone con sale e pepe nero.
2. Scaldare 1 cucchiai di burro a fuoco medio alto in una padella grande e aggiungere la pelle di salmone verso l'alto.
3. Cuocere per circa 10 minuti su entrambi i lati fino a quando è profondamente dorato e snosolare su un piatto.
4. Scaldare il resto del burro nella padella e

aggiungere gli spinaci.

5. Cuocere per circa 5 minuti e mescolare la panna pesante.

6. Ridurre il calore a fuoco basso e cuocere a fuoco lento per circa 3 minuti.

7. Riportare il salmone alla padella e mescolare bene con la salsa.

8. Lasciare cuocere a fuoco lento per circa 3 minuti fino a quando il salmone non viene cotto.

9. Servire fuori e servire caldo.

Importo nutrizionale per porzione

Calorie 382

Grasso totale 27.5g 35% Grassi saturi 12.2g 61%

Colesterolo 129mg 43%

Sodio 157mg 7%

Carboidrati totali 1.2g 0% Fibra alimentare 0.3g

1%

Zuccheri totali 0,1g Proteine 34g

RICETTE PER LA COLAZIONE

Latte di zucca al burro rosonato

Serve: 2

Tempo di preparazione: 10 minuti

ingredienti

- 2 scatti espresso
- 2 cucchiai di burro
- 2 scoop Stevia
- 2 tazze latte di mandorla caldo
- 4 cucchiai di purea di zucca

Indicazioni

1. Scaldare il burro a fuoco basso in una piccola padella e lasciare rosolare leggermente.
2. Prepara due bicchieri di espresso e mescola nella Stevia.
3. Aggiungere il burro rosonato insieme alla purea di zucca e al latte di mandorla caldo.
4. Frullare per circa 10 secondi in alto e versare in 2 tazze da servire.

Importo nutrizionale per porzione

Calorie 227

Grasso totale 22.6g 29% Grassi saturi 18.3g 92%

Colesterolo 31mg 10%

Sodio 93mg 4%

Carboidrati totali 4.5g 2% Fibra alimentare 0.9g
3%

Zuccheri totali 1g, Proteine 1,5g

VEGANO E

VEGETARIANO

Mini peperoni al

forno

Serve: 4

Tempo di preparazione: 30 minuti

ingredienti

- Chorizo, essiccato all'aria e affettato sottilmente
- Mini peperoni, affettati longitudinalmente
- 8 oz. crema di formaggio
- 1 tazza di formaggio cheddar, triturato
- 1 cucchiaio di pasta di chipotle lieve

Indicazioni

1. Preriscaldare il forno a 4000F e ungere una grande teglia.
2. Mescolare crema di formaggio, pasta di chipotle, peperoni e chorizo in una piccola ciotola.
3. Mescolare il composto fino a quando liscio e trasferire alla teglia.
4. Top con formaggio cheddar e posto in forno.
5. Cuocere per circa 20 minuti fino a quando il formaggio è dorato e cuocere su un piatto.

Importo nutrizionale per porzione

Calorie 364

Grasso totale 31.9g 41% Grassi saturi 19.4g 97%

Colesterolo 98mg 33%

Sodio 491mg 21%

Carboidrati totali 6g 2% Fibra alimentare 0,7g

2% Zuccheri totali 2,9g

Proteine 13,8g

Asparagi di burro rosonato

Serve: 4

Tempo di prepara-

zione: 25 minuti

Ingredienti

- 1/2 tazza panna acida

- Asparagi verdi da 25 once

- 3 once di parmigiano, grattugiato

- Sale e pepe di Caienna, a piacere

- 3 oz.

    1. Condire gli asparagi con sale e pepe di Caienna.
    2. Scaldare 1 oz. burro in padella a fuoco medio e aggiungere asparagi stagionati.
    3. Soffriggere per circa 5 minuti e sbollevare in una ciotola.
    4. Scaldare il resto del burro in una padella e cuocere fino a quando non è marrone chiaro e ha un odore noc-ciola.
    5. Aggiungere gli asparagi al burro insieme a panna acida e parmigiano.
    6. Sbollere in una ciotola e servire

caldo.

Importo nutrizionale per porzione

Calorie 319

Grassi totali 28,1 g 36% Grassi saturi 17,8g 89%

Colesterolo 74mg 25%

Sodio 339mg 15%

Carboidrati totali 9.1g 3%
Fibra alimentare 3.8g 14% Zuccheri totali 3.4g Protein 11.9g

RICETTE PER
LA
COLAZIONE

Muffin di mandorle

di lino

Tempo totale: 45 minuti Serve: 6

ingredienti:

- 1 cucchiaino cannella

- 2 cucchiai di farina di cocco

- 20 gocce di stevia liquida

- 1/4 tazza di acqua

- 1/4 cucchiaino estratto di vaniglia

- 1/4 cucchiaino bicarbonato di sodio

- 1/2 cucchiaino lievito in polvere

- 1/4 tazza farina di mandorle

- 1/2 tazza lino macinato

- 2 cucchiai di chia macinata

Indicazioni:

Preriscaldare il forno a 350 F/ 176 C.

1. Spruzzare il vassoio del muffin con spray da cucina e mettere da parte.

2. In una piccola ciotola, aggiungere 6 cucchiai di acqua e

chia macinata. Mescolare bene e mettere da parte.

3. In una ciotola aggiungere lino macinato, bicarbonato di sodio, lievito, cannella, farina di cocco e farina di mandorle e mescolare bene.

4. Aggiungere la miscela di semi di chia, vaniglia, acqua e stevia liquida e mescolare bene per combinarsi.

5. Versare il composto nella teglia di muffin preparata e cuocere in forno preriscaldato per 35 minuti.

6. Servire e divertirsi.

Valore nutrizionale (quantità per porzione): calorie 92; Grassi 6,3 g; Carboidrati 6,9 g; Zucchero 0,4 g; Proteine 3,7 g; Colesterolo 0 mg;

Riso messicano al cavolfiore

Tempo totale: 25 minuti Serve: 4

ingredienti:

- 1 testa di cavolfiore medio, tagliata a cimette
- 1/2 tazza salsa di pomodoro
- 1/4 cucchiaino pepe nero
- 1 cucchiaino peperoncino in polvere
- 2 spicchi d'aglio tritati
- 1/2 cipolla media, a dadini
- 1 cucchiaio di olio di cocco
- 1/2 cucchiaino sal di mare

Indicazioni:

1. Aggiungere cimette di cavolfiore nel robot da cucina e elaborare fino a quando non sembra riso.
2. Scaldare l'olio in una padella a fuoco medio-alto.
3. Aggiungere la cipolla nella padella e soffriggere per 5 minuti o fino ad ammorbidire.
4. Aggiungere l'aglio e cuocere per 1 minuto.
5. Aggiungere riso al cavolfiore, peperoncino in

polvere, pepe e sale. Mescolare bene.

6. Aggiungere la salsa di pomodoro e cuocere per 5 minuti.

7. Mescolare bene e servire caldo.

Valore nutrizionale (quantità per porzione): calorie 83; Grasso 3.7g; Carboidrati 11,5 g; Zucchero 5,4 g; Proteine 3,6 g; Colesterolo 0 mg;

RICETTE DI POLLO E POLLAME

Tacchino con salsa al formaggio alla crema

Serve: 4

Tempo di preparazione: 30 minuti

ingredienti

- 20 oz. petto di tacchino
- 2 cucchiai di burro
- 2 tazze di panna da frusta pesante
- Sale e pepe nero, a piacere
- 7 oz. crema di formaggio

Indicazioni

1. Condire generosamente il tacchino con sale e pepe nero.
2. Scaldare il burro in una padella a fuoco medio e cuocere il tacchino per circa 5 minuti su ciascun lato.
3. Mescolare la panna da frusta pesante e la crema di formaggio.
4. Coprire la padella e cuocere per circa 15 minuti a fuoco medio basso.

5. Piatto fuori per servire caldo.

Importo nutrizionale per porzione

Calorie 386

Grasso totale 31.7g 41% Grassi saturi 19.2g 96%

Colesterolo 142mg 47%

Sodio 1100mg 48% Carboidrati totali 6g 2% Fibra alimentare 0,5g 2% Zuccheri totali 3,4g

Proteine 19,5 g

Spaghetti di zucchine al limone

Tempo totale: 15 minuti Serve: 4

ingredienti:

- 4 piccole zucchine, spiralizzate in noodles
- 2 spicchi d'aglio
- 2 tazze di foglie di basilico fresco
- 2 cucchiaino succo di limone
- 1/3 tazza di olio d'oliva
- pepe
- sale

Indicazioni:

1. Aggiungere aglio, basilico, olio d'oliva e succo di limone nel frullatore e frullare bene. Condire con pepe e sale.
2. In una grande ciotola, unire pesto e spaghetti di zucchine.
3. Mescolare bene e servire.

Valore nutrizionale (quantità per porzione): calorie 169; Grasso 17,1 g; Carboidrati 4.8 g; Zucchero 2.2 g; Proteine 1,9 g; Colesterolo 0 mg;

RICETTE DI DESSERT

Brownies al burro di mandorle

Tempo totale: 30 minuti Serve: 4

ingredienti:

- 1 scoop proteine in polvere
- 2 cucchiai di cacao in polvere
- 1/2 tazza burro di mandorle, fuso
- 1 tazza banane, troppo mature

Indicazioni:

1. Preriscaldare il forno a 350 F/ 176 C.
2. Spruzzare il vassoio brownie con spray da cucina.
3. Aggiungere tutti gli ingredienti nel frullatore e frullare fino a quando liscio.
4. Versare la pastella nella teglia preparata e cuocere in forno preriscaldato per 20 minuti.
5. Servire e divertirsi.

Valore nutrizionale (quantità per porzione): calorie 82; Grassi 2,1 g; Carboidrati 11.4 g; Proteine 6,9 g; Zuccheri 5 g; Colesterolo 16 mg;

RICETTE PER LA COLAZIONE

Frullato di burro di mandorle

Inizia bene la tua mattinata con questa fantastica spinta di energia che richiede solo 5 minuti per essere fatto.

Tempo totale di preparazione e cottura: livello di 5 minuti: principiante

Fa: 1 Shake

Proteine: 19 grammi Carboidrati netti: 6 grammi Grassi: 27 grammi

Zucchero: 0 grammi

Calorie: 326

Cosa ti serve:

- 1 1/2 tazze latte di mandorla, non zuccherato
- 2 cucchiai di burro di mandorle
- 1/2 cucchiai di cannella macinata
- 2 cucchiai di farina di lino
- 1/8 cucchiaino estratto di mandorle, senza zucchero
- 15 gocce di Stevia liquida
- 1/8 cucchiaino sale
- 6 cubetti di ghiaccio

Passi:

Utilizzando un frullatore, combinare tutti gli ingredienti elencati e pulsare per circa 45 secondi.

Servire immediatamente e divertirsi!

RICETTE PER LA CENA

Funghi all'aglio al limone

Tempo totale: 25 minuti Serve: 4

ingredienti:

- 3 oz funghi enoki
- 1 cucchiaio di olio d'oliva
- 1 cucchiaino scorza di limone, tritata
- 2 cucchiai di succo di limone
- 3 spicchi d'aglio, affettati
- 6 funghi ostrica, dimezzati
- 5 once di funghi cremini, affettati
- 1/2 peperoncino rosso, affettato
- 1/2 cipolla, affettata
- 1 cucchiaino sale marino

Indicazioni:

1. Scaldare l'olio d'oliva in una padella a fuoco alto.
2. Aggiungere slitte, funghi enoki, funghi ostrica, funghi cremini e peperoncino.
3. Mescolare bene e cuocere a fuoco medio-alto per 10 minuti.

4. Aggiungere la scorza di limone e mescolare bene. Condire con succo di limone e sale e cuocere per 3-4 minuti.

5. Servire e divertirsi.

Valore nutrizionale (quantità per porzione): calorie 87; Grasso 5,6 g; Carboidrati 7,5 g; Zucchero 1,8 g; Proteine 3 g; Colesterolo 8 mg;

RICETTE PER IL PRANZO

Insalata di uova

Prepara questa insalata di uova in tempo e goditi la fantastica spinta di energia da questa bomba grassa.

Tempo totale di preparazione e cottura: livello di 15 minuti: principiante

Realizzazioni: 2 aiutanti

Proteine: 6 grammi Carboidrati netti: 1 grammo Grasso: 28 grammi

Zucchero: 1 grammo

Calorie: 260

Cosa ti serve:

- 3 cucchiai di maionese, senza zucchero

- 1/4 tazza sedano, tritato

- 2 uova grandi, hardboiled e tuorli separati.

- 1/2 cucchiaino senape

- 3 cucchiai di peperone rosso, tritato

- 1/4 cucchiaino sale

- 3 cucchiai di broccoli, riso

- 1/4 cucchiaino pepe

- 2 cucchiai di funghi, tritati

- 1/4 cucchiaino paprika
- 4 tazze acqua fredda

Passi:

1. Riempire una casseruola con le uova e 2 tazze di acqua fredda.
2. Quando l'acqua inizia a bollire, impostare un timer per 7 minuti.
3. Dopo che il tempo è passato, scolare l'acqua e svuotare le restanti 2 tazze di acqua fredda sulle uova.
4. Una volta che possono essere maneggiati, sbucciare le uova e rimuovere i tuorli. Tritare gli albumi e lasciare di lato.
5. In un grande piatto, frullare la maionese, la senape, il sale e i tuorli d'uovo.
6. Unire il sedano tritato, il peperone, i broccoli e il fungo.
7. Infine, integrare gli albumi, pepe e paprika fino a quando non sono combinati completamente.

RICETTE PER LA CENA

Kebab di pollo

Quando affondi i denti in questo shawarma saporito, non ti manchi il pane che ne arrivava.

Tempo totale di preparazione e cottura: 45 minuti più 2 ore per marinare

Livello: Per principianti: 4 aiutanti

Proteine: 35 grammi Carboidrati netti: 1 grammo

Grasso: 16 grammi

Zucchero: 0 grammi

Calorie: 274

Cosa ti serve:

Per il pollo:

- 21 once. petto di pollo disossato o cosce
- 2/3 cucchiaino coriandolo macinato
- 6 cucchiaino olio d'oliva
- 2/3 cucchiaino cumino macinato
- 1/3 cucchiaino pepe di cayenna macinato
- 2/3 cucchiaino cardamomo di terra
- 1/3 cucchiaino aglio in polvere
- 2/3 cucchiaino curcuma macinata

- 1/3 cucchiaino polvere di cipolla

- 2 cucchiaino paprika in polvere

- 1 cucchiaino sale

- 4 cucchiaino succo di limone

- 1/8 cucchiaino pepe

Per la salsa tahini:

- 4 cucchiaino olio d'oliva

- 2 tbs di acqua

- 1/3 cucchiaino sale

- 4 cucchiaino pasta tahini

- 2 cucchiaino succo di limone

- 1 spicchio d'aglio, tritato

Passi:

1. Con un raschietto di gomma, frullare il coriandolo, l'olio d'oliva, il cumino, il pepe di Caienna, il cardamomo, l'aglio in polvere, la curcuma, la polvere di cipolla, la polvere di paprika, il sale, il succo di limone e il pepe in una grande vasca lidded.

2. Posizionare il pollo all'interno e disporre, in modo che siano completamente coperti dal liquido.

3. Marinare per almeno 2 ore, se non durante la notte.

4. Preriscaldare la griglia per riscaldare a 500° Fahrenheit.

5. Togliere il pollo dalla marinata e grigliare sopra le fiamme per circa 4 minuti prima di capovolgere l'altro

lato.

6. Grigliare fino a quando non rosolare su entrambi i lati e utilizzare un termometro a carne per assicurarsi che sia un Fahrenheit uniforme a 160°.

7. Portare il pollo in un piatto e raffreddare per circa 10 minuti.

8. In un piccolo piatto, mescolare l'olio d'oliva, l'acqua, il sale, la pasta tahini, il limone e l'aglio tritato fino a una consistenza liscia.

9. Affettare il pollo e servire con la salsa e gustare!

Consigli per la cottura:

1. Se non possiedi una griglia, puoi friggere questo pasto sul fornello. Una volta marinato il pollo, sciogliere un cucchiaio di burro o olio di cocco in una padella antiaderente. Friggere il pollo su ciascun lato per circa 4 minuti.

2. Cuocere il pollo è un'altra opzione. Regolare la temperatura della stufa a 400 ° Fahrenheit e arrostire per circa 20 minuti.

Suggerimento per la variazione:

1. Se ti piace un calcio al tuo pollo, puoi aggiungere più pepe di cayenna al tuo gusto preferito.

RICETTE DI DOLCI CHETO

Sapori Barrette di

Zucca

Serve: 18

Tempo di preparazione: 10 minuti Tempo di cottura: 10 minuti

ingredienti:

- 1 cucchiaio di farina di cocco
- 1/2 cucchiaino cannella
- 2 cucchiaino spezie torta di zucca
- 1 cucchiaino stevia liquida
- 1/2 tazza erythritol
- 15 oz lana di purea di zucca
- 15 oz lattina latte di cocco non zuccherato
- 16 once burro di cacao

Indicazioni:

1. Linea teglia con carta pergamena e messa da parte.
2. Sciogliere il burro di cacao in una piccola casseruola a fuoco basso.
3. Aggiungere purea di zucca e latte di cocco e mescolare bene.

4. Aggiungere gli ingredienti rimanenti e sbattere bene.

5. Mescolare la miscela continuamente fino a quando la miscela si addensa.

6. Una volta che il composto si addensa, versarlo nella teglia preparata e mettere in frigorifero per 2 ore.

7. Affettare e servire.

Per porzione: carboidrati netti: 5,8 g; Calorie: 282; Grasso totale: 28.1g; Grassi saturi: 17,1 g

Proteine: 1,3 g; Carboidrati: 9,5 g; Fibra: 3.7g; Zucchero: 4g; Grassi 89% / Proteine 2% / Carboidrati 9%

RICETTE SNACK

Avocado avvolto in pancetta

Questo spuntino fritto veloce ti farà riempire i nutrienti e i grassi che il tuo

desideri corpo.

Tempo totale di preparazione e cottura: livello di 30 minuti: principiante

Fa: 3 porzioni (2 involucri per porzione) Proteine: 15 grammi

Carboidrati netti: 1,8 grammi Grasso: 21 grammi

Zucchero: 0 grammi

Calorie: 139

Cosa ti serve:

- 1 avocado, pelato e snocciolato
- 6 strisce di pancetta
- 1 cucchiaio di burro

Passi:

1. Affettare l'avocado in 6 cunei individuali.

2. Avvolgere una fetta di pancetta intorno al cuneo di avocado e ripetere per tutti i pezzi.

3. Ammorbidire il burro in una padella antiaderente e

trasferire i cunei al burro caldo con l'estremità della pancetta sulla base della padella. Ciò impedirà alla pancetta di allontanarsi dal cuneo.

4. Cuocere per circa 3 minuti su ciascun lato e passare a un piatto coperto di carta assorbente.

5. Servire mentre è ancora caldo e divertirsi!

Suggerimento per la cottura:

Non usare un avocado che sia pastosa o troppo troppo grasso mentre avvolge con la pancetta.

Suggerimento per la variazione:

Puoi anche sostituire gli asparagi invece dell'avocado.

INSOLITE DELIZIOSE RICETTE PER I PASTI

Hamburger di melanzane

Questo pasto cinese aggiungerà una discreta quantità di colore al tuo tavolo da pranzo e costruirà i muscoli dopo l'allenamento.

Tempo totale di preparazione e cottura: 40 minuti

Livello: Principiante

Realizzazioni: 4 aiutanti

Proteine: 26 grammi Carboidrati netti: 6 grammi Grassi: 5 grammi

Zucchero: 0 grammi

Calorie: 205

Cosa ti serve:

Per gli hamburger:

- 1/2 lb. maiale macinato
- 2 melanzane giapponesi
- 1/8 cucchiaino pepe
- 2 cucchiai di cipolla in polvere
- 1 cucchiaio di zenzero, tritato
- 2 cucchiai di salsa tamari, senza glutine

- 1 cucchiaino sale
- Vaso fumante

Per la salsa:

- 4 spicchi d'aglio tritati
- 1 cucchiaino olio di sesamo tostato
- 4 cucchiai di salsa tamari, senza glutine
- 1/2 cucchiaino aceto di sidro di mele

Passi:

1. Tritare le melanzane in sezioni spesse circa un pollice. Fai una fetta per renderli come un panino aperto, ma non affettando fino in fondo.

2. Usa un frullatore di cibo per montare lo zenzero, il maiale macinato, il sale, la polvere di cipolla, la salsa tamari e il sale fino a quando non viene combinato completamente.

3. Versare il composto uniformemente nelle 4 sezioni di melanzane.

4. Trasferire gli hamburger su un piroscafo e cuocere per circa 20 minuti.

5. Nel frattempo, in un piatto da portata in bicchiere, frullare l'aglio, l'olio di sesamo tostato, la salsa tamari e l'aceto di sidro di mele fino a quando non è liscio.

6. Rimuovere gli hamburger dal piroscafo e posizionali su un piatto da portata.

7. Servire immediatamente con la salsa di immersione e

gustare!

Suggerimento per la variazione:

Invece di usare la salsa tamari, puoi alternativamente sostituire 1/4 tazza di amino di cocco.

torta

Cheesecake di

zucca

Serve: 8

Tempo di preparazione: 15 minuti Tempo di cottura: 1 ora e 10 minuti

ingredienti:

Per crust:

- 1/2 tazza farina di mandorle

- 1 cucchiaio di sterzata

- 1/4 tazza burro, fuso

- 1 cucchiaio di farina di semi di lino

Per il riempimento:

- 3 uova

- 1/2 cucchiaino cannella macinata

- 1/2 cucchiaino vaniglia

- 2/3 tazza purea di zucca

- 15,5 oz crema di formaggio

- 1/4 cucchiaino noce moscata macinata

- 2/3 tazza Swerve

- Pizzico di sale

Indicazioni:

1. Preriscaldare il forno a 300 F/ 150 C.

2. Spruzzare una padella a molla da 9 pollici con spray da cucina. accantonare.

3. Per crust: In una ciotola, mescolare farina di mandorle, sterzata, farina di semi di lino,

   e sale.

4. Aggiungere il burro fuso e mescolare bene per combinare.

5. Trasferire la miscela di crosta nella padella preparata e premere verso il basso in modo uniforme con un dito.

6. Cuocere in forno per 10-15 minuti.

7. Togliere dal forno e lasciare raffreddare per 10 minuti.

8. Per il ripieno di cheesecake: In una grande ciotola, sbattere la crema di formaggio fino a quando non è liscia e cremosa.

9. Aggiungere uova, vaniglia, sterzata, purea di zucca, noce moscata, cannella e sale e mescolare fino a quando ben combinati.

10. Versare la pastella cheesecake nella crosta preparata

e diffonderla uniformemente.

11. Cuocere in forno per 50-55 minuti.

12. Togliere la cheesecake dal forno e mettere da parte per raffreddare completamente.

13. Mettere cheesecake in frigo per 4 ore.

14. Fette e servire.

Per porzione: Carboidrati netti: 3,9 g; Calorie: 320 Grassi Totali: 30,4g; Grassi saturi: 16,6 g

Proteine: 8.2g; Carboidrati: 5,6 g; Fibra: 1,7 g; Zucchero: 1,2 g; Grassi 86% / Proteine 10% / Carboidrati 4%

CARAMELLE: PRINCIPIANTE

Caramelle al cioccolato

Serve: 10

Tempo di preparazione: 5 minuti Tempo di cottura: 10 minuti

ingredienti:

- 1/2 tazza di olio di cocco
- 1/2 tazza cacao non zuccherato in polvere
- 1/2 tazza burro di mandorle
- 1 cucchiaio di stevia
- 1/2 cucchiaio di sale marino

Indicazioni:

1. Sciogliere l'olio di cocco e il burro di mandorle in una casseruola e a fuoco medio.
2. Aggiungere cacao in polvere e dolcificante e mescolare bene.
3. Togliere la padella dal fuoco e lasciarla raffreddare per 5 minuti.
4. Versare la miscela di casseruola nello stampo di caramelle al silicone e mettere in frigorifero per 15 minuti o fino a quando non è impostato.
5. Servire e divertirsi.

Per porzione: Carboidrati netti: 1g; Calorie: 109; Grasso totale: 11,9 g; Grassi saturi: 9,8 g

Proteine: 1g; Carboidrati: 2,5 g; Fibra: 1,5 g; Zucchero: 0,1 g; Grassi 98% / Proteine 1% / Carboidrati 1%

Caramelle

blackberry

Serve: 8

Tempo di preparazione: 5 minuti Tempo di cottura:
5 minuti

ingredienti:

- 1/2 tazza di more fresche

- 1/4 tazza burro di anacardi

- 1 cucchiaio di succo di limone fresco

- 1/2 tazza di olio di cocco

- 1/2 tazza latte di cocco non zuccherato

Indicazioni:

1. Scaldare burro di anacardi, olio di cocco e latte di cocco
   in una padella a fuoco medio-basso, fino a quando non è
   solo caldo.

2. Trasferire la miscela di burro di anacardi
   frullatore insieme agli ingredienti rimanenti e frullare fino a
   quando liscio.

3. Versare la miscela nello stampo di caramelle in silicone
   e conservare in frigorifero fino a quando non è
   impostato.

4. Servire e divertirsi.

Per porzione: Carboidrati netti: 2,9 g; Calorie: 203; Grasso totale:
21,2 g; Grassi saturi: 15,8 g

Proteine: 1,9 g; Carboidrati: 3.9g; Fibra: 1g; Zucchero: 1g; Grassi 92% / Proteine 3% / Carboidrati 5%

DESSERT CONGELATO: PRINCIPIANTE

Gelato alla menta perfetto

Serve: 8

Tempo di preparazione: 10 minuti Tempo di cottura: 45 minuti

ingredienti:

- 1 tuorlo d'uovo
- 1/4 cucchiaino estratto di menta piperita
- 1/2 tazza erythritol
- 1 1/2 tazze panna da frusta pesante

Indicazioni:

1. Aggiungere tutti gli ingredienti alla ciotola e frullare fino a ben combinato.

2. Versare la miscela di gelato nel gelatiere e sfornare il gelato secondo le istruzioni della macchina.

3. Servire e divertirsi.

Per porzione: Carboidrati netti: 0,7 g; Calorie: 85; Grasso totale: 8,9 g; Grassi saturi: 5,4 g

Proteine: 0,8 g; Carboidrati: 0,7 g; Fibra: 0g; Zucchero: 0,1 g; Grassi 94%

/ Proteine 3% / Carboidrati 3%

RICETTE PER LA COLAZIONE

Ripieno di torta del

Cile

Tutto fuori: 20 min Preparazione: 5 min

Latente: 5 min

Cuoco: 10 min

Resa: 4 porzioni

ingredienti

- 1/2 tazze brodo di pollo a basso contenuto di sodio
- 4 cucchiai di margarina
- 2 tazze mix aromatizzato solidificato: cipolla tagliata, mix di pepe verde e rosso (prescritto: PictSweet)
- 1 cucchiaino gocce di peperone rosso
- 1 (6 oncia) scatola cornbread ripieno miscela

direzione

1. In una padella media, consolidare brodo di pollo, margarina, mix aromatizzato e gocce di peperone rosso. Riscaldare fino al punto di ebollizione.

2. Frullare in ripieno miscelare e diffondere. Espellere dal calore. Lascia riposare 5 minuti.

Schiarere con la forchetta. Servire caldo.

RICETTE PER IL PRANZO

Principianti: Panini al formaggio alla crema a basso contenuto di carboidrati

Porzioni: 6 rotoli

Valori nutrizionali:

Calorie 0,8 g Carboidrati Netti; 4,2 g Proteine; 8 g di grasso; 91.3 Calorie

ingredienti:

- Uova grandi – 3
- Crema di formaggio pieno di grassi - a cubetti e fredda - 3 once.
- Crema di tartaro - .125 cucchiaino.
- Sale - .125 cucchiaino.

Indicazioni:

1. Riscaldare il forno a 300°F. Allineare una teglia con carta pergamena. Spritz la padella con spray all'olio da cucina.
2. I tuorli dovrebbero separarsi dalle uova e posizionare i bianchi in un contenitore non grasso. Sbattere con il tartaro fino a

quando non è rigido.

3. In un altro contenitore, sbattere la crema di formaggio, sale e tuorli fino a quando liscio.

4. Piegare nei bianchi delle uova, mescolando bene usando una spatola. Tumulo una pallina di bianchi sopra la miscela di tuorlo e piegare insieme mentre ruoti il piatto. Continuare il processo fino a ben combinato. Il processo aiuta ad eliminare le bolle d'aria.

5. Porziona sei cucchiai grandi della miscela sulla padella preparata. Schiacciare le cime con lo spatolato per appiattire leggermente.

6. Cuocere fino a doratura (30-40 min.).

7. Raffreddare qualche minuto nella padella. Quindi, disporre con cura su una griglia per raffreddare.

8. Conservare in una borsa con cerniera - aperta leggermente - e conservare in frigo per un
   paio di giorni per ottenere i migliori risultati.

BISCOTTI: PRINCIPIANTE

Biscotti croccanti per frolla

Serve: 6

Tempo di preparazione: 10 minuti Tempo di cottura: 10 minuti

ingredienti:

- 1 1/4 tazza farina di mandorle
- 1/2 cucchiaino vaniglia
- 3 cucchiai di burro, ammorbidito
- 1/4 tazza Sterzata
- Pizzico di sale

Indicazioni:

1. Preriscaldare il forno a 350 F/ 180 C.
2. In una ciotola, mescolare la farina di mandorle, sterzare e sale.
3. Aggiungere vaniglia e burro e mescolare fino a formare l'impasto.
4. Preparare i biscotti dalla miscela e posizionare su una

teglia.

5. Cuocere in forno preriscaldato per 10 minuti.

6. Lasciare raffreddare completamente quindi servire.

Per porzione: Carboidrati netti: 2,6 g; Calorie: 185; Grasso totale: 17,4 g; Grassi saturi: 4,5 g

Proteine: 5.1g; Carboidrati: 5.1g; Fibra: 2,5 g; Zucchero: 0,9 g; Grassi 84% / Proteine 11% / Carboidrati 5%

Principianti: Pane all'aglio sobbollito

Tutto fuori: 1 ora e 20 minuti

Preparazione: 10 min

Cuoco: 1 ora e 10 minuti

Resa: da 6 a 8 porzioni

Valori nutrizionali:

Grasso: 35 g.

Proteine: 6 g.

Carboidrati: 5 g.

ingredienti

- 4 teste aglio

- 1/3 tazza di olio extravergine di oliva

- 3 rametti timo, oltre a 1 cucchiaio finemente tagliato

- Sale scuro e pepe scuro macinato croccante

- 8 cucchiai di margarina non salata (1 bastone), a temperatura ambiente

- 1 porzione di pane buono e duro, tagliato a tagli

direzione

1. Preriscaldare il polli da carne a 350 gradi F.

2. Taglia la parte superiore di ogni testa d'aglio, scoprendo gli spicchi d'garofano. Individuare le teste d'aglio (tagliate lateralmente), su un po 'di foglio di alluminio solido come la roccia. Versare l'olio d'oliva su di loro e finire con molle di

timo. Condire con sale e pepe. Avvolgere saldamente il foglio. Individuare in un piccolo contenitore a prova di forno e riscaldare fino a quando i chiodi di garofano iniziano a volare fuori, circa 60 minuti. Espellere dalla stufa e raffreddare.

3. Per espellere gli spicchi, aprire il foglio e schiacciare la parte inferiore della testa d'aglio. In una piccola ciotola, schiacciare i chiodi di garofano per incorniciare una colla. (Ora la colla può essere utilizzata o messa

   più fresco o più fresco.)

4. Aggiungere la margarina e il timo tagliato nella ciotola, mescolando per unire. Condire con sale e pepe, a piacere.

5. Tostare i due lati del pane, utilizzando un barbecue caldo, un piatto di broglia fiamma o una griglia. Stendere la colla di margarina all'aglio cotta sul pane tostato. Servi subito.

Intermedio: Pani di cocco

Valori nutrizionali:

Calorie: 297,5, Grassi Totali: 14,6 g, Grassi Saturi: 2,6 g, Carboidrati: 25,5 g, Zuccheri: 0,3 g, Proteine:

15.6 g Serve: 4

ingredienti:

- 1/2 tazza Semi di lino macinati
- 1/2 cucchiaino bicarbonato di sodio
- 1 cucchiaino lievito in polvere
- 1 cucchiaino sale
- 6 Uova, temperatura ambiente
- 1 Cucchiaio da tavola aceto di sidro di mele
- 1/2 tazza Acqua
- 1 tazza farina di cocco, setacciata

Indicazioni:

1. Assicurarsi che 350F / 175C sia l'obiettivo quando si preriscalda il forno. Ungere una padella e mettere da parte.
2. Mescolare gli ingredienti secchi. Aggiungere l'acqua, le uova e l'aceto e mescolare bene per incorporare.
3. Cuocere in forno per 40 minuti.
4. Quando sei al forno, lascia raffreddare, affetta e divertiti!

RICETTE
SNACK

Pane all'aglio

Porzioni: 10

Tempo di cottura: 20 minuti

Nutrienti per una porzione:

Calorie: 80 | Grassi: 15 g | Carboidrati: 1,6 g | Proteine: 9 g

ingredienti:

- 1 confezione di pane messa di cottura
- 1 1/3 tazza acqua calda
- 1 cucchiaio di burro
- 3 spicchi d'aglio
- 1 cucchiaio di origano secco

Processo di cottura:

1. In una ciotola, mescolare l'impasto dalla massa di cottura del pane e dall'acqua. Fai una lunga baguette.
2. Coprire la teglia con pergamena. Posizionare la baguette sulla teglia e fare tacche poco profonde.
3. Cuocere in forno ad una temperatura di 180 °C (356 °F) per 25 minuti.
4. Preparare il burro all'aglio. Mescolare il burro, l'aglio tritato e l'origano.
5. Grattugiare il pane caldo con burro all'aglio e inviare in forno per 10 minuti.

cena

Gratin di cavolfiore

Tutto fuori: 50 min Preparazione: 20 min

Cuoco: 30 min

Resa: da 4 a 6 porzioni

ingredienti

- 1 (3 libbre) testa cavolfiore, tagliato in enormi cimette
- Sale in forma
- 4 cucchiai (1/2 bastone) margarina non salata, partizionata
- 3 cucchiai di farina universalmente maneggevole
- 2 tazze di latte caldo
- 1/2 cucchiaino di pepe scuro macinato naturalmente
- 1/4 di cucchiaino di noce moscata macinata
- 3/4 tazza terra naturale Gruyere, diviso
- 1/2 tazza parmigiano macinato naturalmente
- 1/4 tazza scarti di pane croccante

direzione

1. Preriscaldare il polli da carne a 375 gradi F.
2. Cuocere le cimette di cavolfiore in un'enorme pentola di acqua salata gorgogliante per 5-6 minuti, fino a quando non è delicata ma allo stesso tempo soda. Canale.

Nel tempo medio, liquefare 2 cucchiai di diffusione in una pentola media a basso calore. Includere la farina,

3. mescolando continuamente con un cucchiaio di legno per 2 minuti. Svuotare il latte caldo nella miscela di farina spalmata e mescolare fino a raggiungere il punto di ebollizione. Bolla, sbattendo continuamente, per 1 minuto, o fino ad addensarsi. Fuori dal calore, includere 1 cucchiaino di sale, pepe, noce moscata, 1/2 tazza di Gruyere e parmigiano.

4. Versare 1/3 della salsa sulla base di un piatto di preparazione da 8 per 11 per 2 pollici. Individuare il cavolfiore impoverito in cima e successivamente stendere il resto della salsa uniformemente in cima. Consolidare i pezzi di pane con il resto della tazza 1/4 di Gruyere e cospargere sopra. Ammorbidire il resto dei 2 cucchiai di margarina e cospargere il gratin. Cospargere di sale e pepe. Prepararsi per 25-30 minuti, fino a quando la parte superiore non viene saltata. Servire caldo o a temperatura ambiente.

Prosciutto, Rosmarino e Pane al Pepe

Resa: 1 porzione enorme, circa 12 porzioni

ingredienti

- 1 fascio (2 cucchiaini e 1/2 cucchiaino) lievito secco dinamico
- 1/4 tazza di acqua calda (da 105 a 110 gradi F)
- 2 cucchiai di olio extravergine di oliva aggiuntivo
    - 1/2 cucchiaino sale
    - 3/4 cucchiaino grossolanamente rotto pepe scuro
    - 3 1/2 tazze di pane o farina non smarrita generalmente utile, intorno
    - Prosciutto tagliato da 4 once (spesso 1/4 di pollice), insa hackerato in dadi da 1/4 di pollice
    - 1/2 cucchiai di rosmarino croccante tagliato o 2 cucchiaini di rosmarino essiccato

direzione

1. In un'enorme ciotola o nella ciotola di un frullatore elettrico solido come una roccia, cospargere il lievito sull'acqua e mescolare. Lasciare rimanere fino a quando il lievito si addolci, circa 10 minuti. Mescolare per rompere il lievito.

2. Utilizzando un cucchiaio di legno o il bordo affilato del remo del frullatore, mescolare l'olio, il sale e il pepe. Sbattere lentamente con abbastanza farina per fare una miscela arruffata che cancella i lati della ciotola.

3. Nel caso di manipolazione a mano, girare la pastella su una superficie di lavoro delicatamente infarinato. Manipolare la pastella, compresa più farina a richiesta, fino a quando la miscela è liscia e versatile, circa 10 minuti.

4. Nel caso di lavoro con la macchina, passare al rullante della pastella e manipolare a velocità medio-bassa fino a quando la miscela è liscia e flessibile, circa 8 minuti. Ogni volta che lo si desidera, manipolare sulla superficie di lavoro per verificarlo.

5. Modellare la miscela in una palla. Spostare la pastella in una ciotola enorme delicatamente oliata. Vai a rivestire il composto con olio. Distribuire saldamente con un involucro saran. Dare all'accesso al supporto un punto caldo fino a moltiplicarsi in volume, circa 60 minuti.

6. Punzonare la miscela e modellare in una palla. Riportare la pastella nella ciotola, andare a rivestire con olio, stendere e lasciare salire fino a moltiplicarsi ancora una volta, circa 45 minuti.

7. Posizionare un rack nel punto focale della stufa e preriscaldare a 400 gradi
F. Olia dolcemente un enorme foglio di preparazione.

8. Spegnere la pastella sulla superficie di lavoro. Ply, lavorando continuamente nel prosciutto e nel rosmarino. Lisciare la pastella in un cerchio da 12 pollici. A partire da una lunga estremità, sposta verso l'alto lo stile jam move. Spremere le pieghe chiuse. Individuare su un foglio di preparazione, piegare lateralmente verso il basso. Stendere liberamente con un involucro saran. Lasciare salire fino a moltiplicarsi in volume, circa 30 minuti.

9. Utilizzando una lama affilata, tagliare 3 tagli inclinanti poco profondi nel punto più alto del pane. Preparare fino a quando il pane è più scuro brillante e suona vuoto quando toccato negli ultimi, da 35 a 40 minuti. Raffreddare totalmente su una griglia. Quando lo si desidera, racchiudere con un foglio di alluminio e conservare a temperatura ambiente fino a 8 ore prima di servire.

CHETO A CENA

Lunedì: Cena:

Costolette di

manzo in un

fornello lento

Con una piccola preparazione, avrai un pasto caldo che ti aspetta alla fine di una lunga giornata.

Suggerimento di variazione: servire sopra cavolfiore a dadini o con sedano.

Tempo di preparazione: 15 minuti Tempo di cottura:

4 ore Porzioni: 4

Cosa c'è in esso

- Costole corte disossate o disossate (2 libbre)
- Sale kosher (a piacere)
- Pepe macinato fresco (a piacere)
- Olio extravergine di oliva (2 T)
- Cipolla bianca tritata (1 qtà)
- Aglio (3 spicchi)
- Brodo osseo (1 tazza)
- Amminos di cocco (2 T)
- Concentrato di pomodoro (2 T)

- Vino rosso (1,5 tazze)

Come è fatto

1. In una padella grande a fuoco medio, aggiungere olio d'oliva. Condire la carne con sale e pepe. Rosolare entrambi i lati.

2. Aggiungere brodo e costolette rosolate al fornello lento

3. Mettere gli ingredienti rimanenti nella padella.

4. Portare a ebollizione e cuocere fino a quando le cipolle sono tenere. Circa 5 minuti.

5. Versare sopra le costole.

6. Impostare da 4 a 6 ore in alto o da 8 a 10 ore in basso.

Carboidrati netti: 1 grammo

Grasso: 63 grammi

Proteine: 24 grammi

Zuccheri: 1 grammo

IL PRANZO CHETO

Giovedì: Pranzo:

Piatto prosciutto

e brie

Come un hoagie, ma molto meglio.

Suggerimento di variazione: questa è una situazione mix-and-match, quindi sperimenta diversi formaggi e salumi.

Tempo di preparazione: 5 minuti Tempo di cottura: nessuno serve 2

Cosa c'è in esso

- Prosciutto, affettato sottile (9 once)

- Formaggio brie (5 once)

- Acciughe (2/3 once

- Pesto verde (2 T)

- Olive Kalamata (10 qty)

- Spinaci per bambini (1/6 oncia)

- Maionese (.5 tazza)

- Foglie di basilico fresco (10 qty)

L'essenziale Cookboo dietetico Keto

Come è fatto

Posizionare gli ingredienti su un piatto con una porzione di maionese.

Carboidrati netti: 6 grammi Grasso: 103 grammi

Proteine: 40 grammi

Zuccheri: 0 grammi

CPSIA information can be obtained
at www.ICGtesting.com
Printed in the USA
BVHW041220260621
610449BV00014B/2859